T⁴¹
75ᶜ

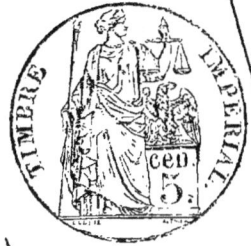

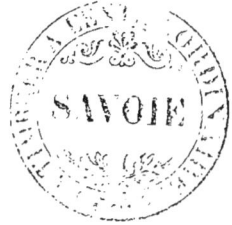

HYGIÈNE

DE LA VILLE THERMALE

D'AIX-LES-BAINS

HYGIÈNE

DE LA VILLE THERMALE

D'AIX-LES-BAINS

PAR

LE DOCTEUR DAVAT

Premier inspecteur-adjoint, médecin de l'hospice d'Aix, membre des sociétés impériales
de chirurgie de Paris, de Lyon, de Genève, etc.

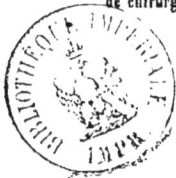

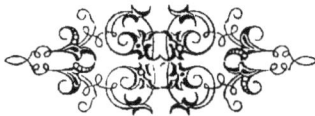

CHAMBÉRY

ALBERT BOTTERO, IMPRIMEUR DE LA PRÉFECTURE,
PLACE SAINT-LÉGER.

—

1862.

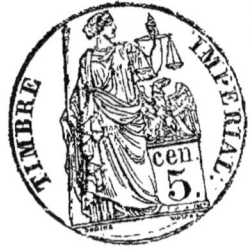

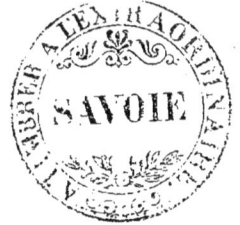

I.

PRÉAMBULE.

Mon intention est de dire ce qu'il faut faire pour que la ville thermale d'Aix devienne une cité modèle d'hygiène, de salubrité et de thérapeutique ; c'est-à-dire une ville offrant à ses habitants comme à ses nombreux visiteurs, bien portants ou malades, les conditions les plus satisfaisantes pour fortifier la santé des uns et pour guérir les autres.

La nature, il est vrai, a privilégié cette délicieuse vallée qui s'étend du Rhône à l'Isère ; elle a réparti à sa surface de grandes montagnes, une température douce, des monticules ombrés, un lac bleu, une riche végétation, et par-dessus tout des ressources thermo-minérales nombreuses et variées. Aussi, surpris par ces charmes séduisants, l'habitant s'y endort indifférent à l'endroit de beaucoup de causes qui lui nuisent et dont le moindre effort le débarrasserait ; mais l'habitude, ce vice assoupissant des populations, opprime ici comme ailleurs, et on trouve encore des gens qui aiment autant avoir les pieds dans la boue, que dans une plate bande de fleurs.

La propreté pourtant, doit être la règle de tout le monde ; c'est l'une des conditions premières pour jouir d'une bonne santé ; c'est une précaution indispensable pour fixer l'étranger dans une ville thermale ; c'est plus, c'est un des éléments de réussite pour le traitement que les malades y suivent. Les habitants d'une cité thermale sont donc doublement intéressés à seconder les règles d'hygiène et de salubrité, car ces règles touchent directement à leur existence comme à leur fortune.

La France la première a compris que plus l'homme est robuste, plus il travaille; et que plus il travaille, plus il s'enrichit; et que plus il s'enrichit, plus il peut développer son intelligence et vivre satisfait; dès lors le gouvernement de l'Empereur fortement imbu de ce principe élevé qu'il y a corrélation et solidarité entre le bien-être de la nation et la santé publique, a pris cette dernière sous sa haute protection, et l'assimilant aux grandes questions d'économie politique, il a créé des comités de salubrité et les a placés en sentinelles vigilantes pour veiller sur la conservation commune.

Il y a dans cette institution prévoyante et sage des commissions d'hygiène, deux éléments distincts : d'un côté sont les membres de la commission ; de l'autre est l'autorité représentée par le maire, par ses officiers, par M. le Préfet.

Les membres de la commission ont pour but de vulgariser les connaissances utiles et propres à assurer la santé publique, et d'indiquer toutes les causes qui peuvent nuire à cette santé. L'autorité à son tour doit prendre toutes les mesures nécessaires pour faire disparaître les causes signalées. La loi, les décrets, les réglements l'ont investi d'un pouvoir suffisant pour y satisfaire. Une autorité immobile (et c'est le faible ordinaire quand il s'agit de mesures ennuyeuses) rend stériles tous les efforts des commissions; mais je reste persuadé qu'en cette circonstance, il suffit de rappeler aux autorités locales oublieuses ou trop bienveillantes, qu'elles dévient des instructions générales du gouvernement, si parfaitement exprimées dans les arrêtés préfectoraux du 25 février et du 10 août 1861.

II.

TOPOGRAPHIE. — CONSIDÉRATIONS GÉNÉRALES. — DIRECTION DES RUES. PLAN DE VILLE. — CLOS DE SEYSSEL.

Bâtie en amphithéâtre dans une excavacation et sur les roches néocomiennes pentueuses, qui sont adossées à la base de la montagne du Revard, la ville d'Aix est sous le 45° 40' de latitude, et 3° 24' de longitude, son élévation au-dessus de la mer est de 241^m,92, de Lyon 88^m, au dessous de Genève 131^m,12. Parfaitement abritée par les collines et la chaîne des hautes cimes qui l'entourent, elle ne reçoit les vents qu'après leur refoulement sur les parois, ce qui la protège contre le froids vifs, maintient dans la vallée une chaleur moyenne, et lui donne habituellement 4 degrés de chaleur plus élevée que dans le bassin de Genève.

Ensuite de sa position géographique, la ville se divise naturellement en partie haute et en partie basse, soit en quartier Est, Nord et Sud. Il résulte de cette diposition que c'est vers la partie basse que s'écoulent les eaux de la partie haute, entraînant avec elles toutes les immondices ménagères du quartier supérieur ; immondices qu'elles déposent dans les quartiers bas, du nord surtout, et dont la décomposition devient une source fréquente d'émanations dangereuses, aussi ce quartier nord mérite-t-il, pour ce fait spécial et avant tout autre, des soins particuliers.

Les maisons recouvertes en tuiles ou en ardoises, sont partout construites en maçonnerie de pierres et de chaux. On y trouve de magnifiques hôtels, de beaux jardins, de jolies places, et un assez bon nombre de petites habitations malsaines au rez-de-chaussée et trop nombreusement peuplées. Les rues sont aérées, larges ; quelques-unes sont étroites, mal alignées : généralement toutes s'étendent du midi au nord. Cette direction n'est pas sûrement celle qui pourrait être la plus convenable pour une ville thermale, où l'on demande, avec raison, des expositions au midi, et par conséquent une direction des rues de l'Est à l'Ouest.

Grâce à Dieu, le plan de ville que nous avons en vain demandé et payé depuis cinq ans sous le gouvernement sarde, vient d'être approuvé le 5 février, par les soins actifs de M. le Préfet, qui a tout fait en trois mois.

Ce plan conçu avec intelligence, s'harmonise avec les besoins généraux de l'établissement thermal et de la ville, il ouvre des voies nouvelles à la construction, et offre à l'industrie l'espérance et la certitude d'heureuses réalisations.

Pour hâter la mise en œuvre de ce plan, le gouvernement avait offert, et généreusement, à la commune son large concours pour l'acquisition du clos de Seyssel; la majorité des membres du conseil communal s'appuyant sur des motifs d'intérêts qui les ont trompés, sur des inquiétudes inexactes de charges financières, ont refusé cette offre énorme de la moitié du prix (130,000 fr.) de valeur, et abandonné cette proposition inespérée de l'acquisition d'un immeuble qui la constituait propriétaire de la vieille demeure où s'est déroulé le passé de nos ancêtres, et où le présent continuant à vivre sous le même toit, aurait trouvé magnificence, économie et satisfaction à tous les besoins qui pèsent sur la commune et la rongent.

Il ne faut pas qu'on l'ignore, M. le Préfet en donnant pour acheter, savait qu'on trouverait là, gendarmerie et prison, télégraphe et justice de paix, salle d'asile et bureau de place, hôtel-de ville et salle de bal, salon du maire et chambre du conseil, logement des employés et autres réserves, enfin vaste jardin et squares : il savait que 400,000 fr. ne suffiraient pas à qui voudrait faire de semblables constructions, et nous, nous savions positivement, clairement, que sans déroger à nos projets, à nos délibérations prises, nous pouvions prendre les 170,000 fr. exigés pour notre concours de la manière suivante :

1° Fonds affectés à un hôtel-de-ville. . . . 80,000 fr.
2° Emprunts des fonds votés pour l'église . . 60,000
3° Produit de la vente de la maison de ville. . 25,000
4° A prendre sur les 35,000 fr. en réserve. .   5,000
                                              ———————
         Total. 170,000

Et nous n'avons pas voulu, lors même que nous savions qu'après ce marché il nous restait des rues ouvertes et payées, un monument romain du haut empire, l'emplacement pour notre église, enfin une surface de terrain considérable à disposer et dont nous aurions tiré un parti au moins égal à notre mise de fonds.

Tout compte fait consciencieusement, nous avons commis une lourde bévue ; nous avons refusé nettement un don de 130,000 fr. ni plus ni moins ! On ne peut me dire que les frais généraux d'installation, de réparation auraient mangé sur ce capital si aveuglément refusé, car les revenus locatifs des employés à y loger assurent une rente bien au-dessus de ces frais.

Je m'incline devant cet arrêt prononcé, bien désireux que l'avenir ne blâme pas notre génération oublieuse des traditions, oublieuse de son histoire, oublieuse du progrès et de l'accroissement de la cité, oublieuse de ses intérêts même financiers.

On disait un jour, dans une réunion d'hommes intelligents, que l'avenir d'Aix était dans ce clos de Seyssel ! On a vu que sur 24 12 membres du conseil ne l'ont pas cru.... Aujourd'hui, on pourrait peut-être, avec bonnes raisons, dire que l'avenir de l'établissement thermal est aussi dans ce même clos, car son ouverture doit lui procurer prospérité, économie et bénéfices.

Je n'écris pas sur cette question par un simple sentiment d'entraînement, mais sous l'empire de cette conviction profondément sentie que l'acquisition du clos de Seyssel correspond à des besoins aussi impérieux pour l'établissement thermal que pour les habitants d'Aix, besoins auxquels il est utile et nécessaire de donner satisfaction.

Voyez en effet ce qui se passe dans la vie thermale. Etablissement d'un côté, logeurs et baigneurs de l'autre. Il faut à l'un de l'eau et des employés, et aux autres des appartements salubres et le moins éloignés possible du premier. Rapprochement et salubrité sont, pour les deux, les conditions convenables; car, rapprochement signifie économie très grande pour l'établissement, et rapprochement et salubrité veulent dire, pour le malade, moyens plus certains de guérison.

Que l'établissement thermal balance son compte et en apprécie les causes. Il remarquera que si les hôtels étaient grouppés à cent mètres de sa distance, il ne lui faudrait que la moitié de ses employés porteurs, et il reconnaitra que la distance à parcourir, exigeant un nombre de chaises doublées ou triplées, il a été contraint, par ce fait d'augmentation des frais de service, d'accroitre le prix des douches, arrivées à un taux considérable.

Le clos de Seyssel est hygiéniquement placé. Surface plane de plus de cinq hectares, air pur et tiède, soleil rayonnant. Il est distant de cent mètres de l'établissement et deux à trois mètres plus bas que son seuil. Ce clos seul peut fournir à l'établissement les emplacements nécessaires pour la construction des annexes qui lui manquent, afin de rendre complet son système balnéatoire, et ces annexes désirés sont: 1° un hôtel d'hiver; 2° un bain pour les animaux; 3° un réservoir pour la formation de la glairine, des nostochs et conferves.

Hôtel d'hiver. — On ne peut comprendre qu'un établissement thermal, qui satisfait à plus de 6 à 7,000 malades pendant l'été, ne puisse absolument pas servir à un seul pendant l'hiver. Marlioz, à qui s'adressent des maladies spéciales, est venu enchérir sur le besoin qui se faisait et se fait chaque jour davantage sentir d'une succursale d'Amélie-les-Bains. Cet établissement réclamé par beaucoup de nos clients qui sont obligés de se diriger ailleurs, réussirait à Aix, parce que nos sources sont chaudes, abondantes et chimiquement appropriées à cet objet, parce que les conditions climatériques y sont excellentes, parce que les ressources alimentaires y sont très variées, parce que nous sommes peu éloignés des grands centres de population. Enfin, cet établissement doit être entrepris, parce qu'à lui seul il serait un moyen assuré de populariser nos sources, et que ces dernières, inutiles l'hiver, seront employées avec profit et par les malades et par l'établissement thermal lui-même.

Bains pour les animaux. — Aix a eu son bain pour les chevaux jusqu'en 1832. Il était dans le bassin où se baigna Henri IV en 1610 ; mon père le fit réparer, en 1809, pour les chevaux de l'impératrice Joséphine. Cette piscine hippique très utilisée sous l'empire, le fut moins sous le gouvernement sarde qui avait peu de chevaux en Savoie. On la supprima en 1832. On pourrait la refaire : les résidus des eaux des douches conduites dans le clos Seyssel réaliseraient cette création utile aux particuliers comme à l'armée, et dont les chemins de fer rendent l'application facile. On méconnaît réellement l'économie administrative quand, dans une grande nation où l'on compte les chevaux par millions et dans l'armée par cent mille, on n'a pas un seul établissement thermal où on puisse guérir ces précieux animaux. Ne serait-ce pas le cas de faire sur cette question un appel aux hommes compétents et d'écouter leur réponse.

Réservoir pour la formation des glaires. — Acqui a ses boues ; Barèges a sa glairine ; Aix avait autrefois ses oscillaires, ses conferves, ses glaires. L'inspecteur de l'établissement a souffert, en 1827, qu'on détruisit le réservoir où elles se formaient, et qu'on l'occupât par des cabinets de bains. La thérapeutique thermale a été ainsi privée d'un moyen efficace contre les ulcères, les tumeurs blanches, les entorses et les affections vésiculaires de la peau. Le résidu de quelques-uns de nos cabinets de douches, en prouvant une fois de plus qu'il n'y a rien à perdre dans nos sources, conduit au clos Seyssel, pourrait servir à cette production spontanée, utile aux malades, et par conséquent nécessaire à recueillir.

Je ne sais ce qu'il adviendra de ces observations relatives à la propriété par les thermes ou par la commune du clos de Seyssel, mais il me semble qu'en cette occasion le gouvernement, prévoyant vis à vis de l'avenir et des nécessités actuelles, pourrait, tuteur naturel de la fortune publique, intervenir et décider d'emblée sur cette opération urgente, et plus tard irréalisable. L'intérêt du département l'y engage, et ce dernier lui fournira son concours. Aix, en effet, compte plus de 4,000 habitants, et voit chaque année sa population résidente augmenter et se tripler pendant la belle saison. Aix aura donc incessamment le besoin et le droit d'une sous-préfecture et d'un tribunal. Pourvoir à l'emplacement de ses établissements dont les frais de construction sont à la charge du département, serait une prudente et économique mesure.

Après ce coup-d'œil général sur l'ensemble topographique de la ville, nous entrerons dans les détails particuliers à chaque quartier, à chaque cours d'eau, à chaque établissement public.

III.

SOURCE DE MOUXY. — SES QUALITÉS. — SON ORIGINE. — EMMÉNAGEMENT. — SA QUANTITÉ. — NÉCESSAIRE A LA COMMUNE. — NÉCESSAIRE AUX THERMES. — ADDITION DU RIOBLANC. — CANAL DE DESCENTE. — LA REISSE. — LE TORRENT DU MOULIN. — LE CHOUDANNE. — LE TILLIET ET SES MARAIS.

Il ne suffit pas aux habitants d'une cité thermale qui devrait être le modèle des localités où l'on se porte le mieux, d'avoir de l'air pur, une bonne nourriture, il faut encore avoir de l'eau et nécessairement de l'eau potable. Eau et air, a dit M. Chevallier, sont toute l'hygiène en deux mots.

La source de Mouxy dont les habitants d'Aix font usage depuis un temps immémorial, est une eau excellente, chargée seulement de 0 20 cent. de sel pour 1,000 grammes d'eau. Elle est aérée, dissout parfaitement le savon et cuit exactement les légumes.

Douée d'une température habituelle de 8 degrés réaumur (10 degrés centigrades), elle a limpidité parfaite, et saveur fraîche très agréable. M. le ph. Pichon, secrétaire du comité d'hygiène, l'ayant soumise à l'analyse, y a rencontré :

1° *Substances volatiles.*

Acide carbonique. — Air atmosphérique. — Quantité indéterminée.

2° *Substances fixes.*

B. C. de chaux. — B. C. de magnésie. — Notable.
Sulfate de chaux. — Sulfate de magnésie. — Sulfate de soude.
— Peu appréciable.
Chlorure de magnesium, traces. — Chlorure de sodium, indices.

3° *Résidu argilo-siliceux.*

Silice. — Alumine. — Oxide de fer. — Indices très marqués.
Matières organiques. — Bitumineuses. — Traces sensibles.
Pour eau un litre ou 1,000 grammes.
Poids total du résidu 0,190.

Cette source, à n'en pas douter pour moi, descend par filtration des plateaux supérieurs du Revard et se dégage au pied de la grande falaise qui présente une excavation en berceau au nord du mont Tatan, sur lequel on voit encore les ruines de la chapelle de St-Victor. Dans cet endroit, le courant caché sous des roches d'éboulement ne semble même pas profond : on y trouve des fissures directes qui vont jusqu'à lui; car en hiver, des vapeurs s'en dégagent et y fondent la neige. Ces vapeurs élèvent le thermomètre à 6, ne noircissent pas le papier de plomb, et ne rougissent pas la couleur violette, ne sont par conséquent que de la vapeur d'eau et excluent toute idée de la présence d'un courant thermal.

Depuis cette origine, l'eau se précipite par une pente rapide à travers les roches brisées jurassiques, passe sous les terrains tertiaires, et trop abondante pour ses canaux, se divise en branches qui se montrent en plusieurs endroits.

L'une de ces branches (c'est la nôtre) sourd dans un pré au bas du village, et au nord de l'église paroissiale. On la voit bouillonner à trois mètres de profondeur à travers le terrain diluvien. Le captage opéré l'an passé, à son point d'apparition, en a doublé le volume; mais on a construit au-dessus de ce captage un carré de maçonnerie aussi incommode au pré qu'inutile à la source. A partir du captage, un canal neuf et régulier conduit l'eau au bas du pré, dans une cuve de partage recouverte par une dalle.

Cette cuve ou système de division, tout équitable qu'il est pour les ayant droit d'Aix et de Mouxy, est exécuté à l'aide d'une construction vraiment primitive, sans intelligence du but, sans prévoyance pour les intéressés, sans la moindre connaissance des règles d'emménagement.

En effet, ce premier réservoir grossièrement construit à fleur de sol, et sans abri contre les chaleurs de l'été, offre trois ouvertures. Les ouvertures nord et sud destinées à décharger le trop plein de ce qui doit venir à Aix, sont établies en fenêtres basses dans la maçonnerie : elles offrent une ouverture de 0 10 de base sur 0 5 de hauteur, et communiquent, ce qu'il y a de grave, directement avec l'extérieur, de sorte que l'acide carbonique de l'eau s'exhale et qu'il est facultatif à tout animal proportionnel d'y pénétrer, et à toute personne de faire arriver dans le bassin ce qu'il lui plaira. L'hygiène et la salubrité exigent donc que ce bassin soit mis dans des conditions absolues d'isolement extérieur.

Approvisionner d'eau potable une localité a toujours été une question dont on s'est fort occupé dès les époques les plus reculées jusqu'à nos jours. Dans toutes les circonstances on a reconnu que l'approvisionnement devait être relatif au nombre et aux besoins des habitants, aux exigences de l'industrie et du service public; en ce qui concerne les égouts à laver; les rues à nettoyer, à arroser; les éventualités d'incendie; les bains domestiques et les lavoirs publics.

Dans la condition de notre cité, les exigences industrielles sont malheureusement nulles, et nos sources chaudes satisfont parfaitement aux prévisions d'incendie, à l'arrosage des rues, aux nettoyages des égouts. Nos rivières peu distantes de la ville, sont d'autre part parfaites pour lavoirs publics qui demandent seulement situation commode, accès facile, abondance d'eau et sans prix. Nous n'avons donc à fournir qu'au service des bains domestiques, qu'aux besoins de chaque particulier et de nos établissements publics. Voyons donc si cette source de Mouxy peut approvisionner chaque jour près de 500 ménages, soit une population de 4,000 habitants résidents, qu'on doit porter à 8,000 pendant la belle saison.

La source de Mouxy mesurée plusieurs fois et par temps de sécheresse, donne :

Par 5 secondes.	95 litres.
Par minute.	1,140
Par heure	68,400
Par 24 heures.	1,641,600

Divisons par 8,000 habitants, nous aurons pour chacun 205 litr. 20 cent.

Or, comme pareille quantité d'eau n'a jamais été nécessaire à un usage de particulier, ni même de ménage, accordons à chaque personne la part relative à ses besoins, et nous verrons la quantité superflue dont on peut disposer.

On s'accorde généralement à penser que 20 litres suffisent à chaque habitant pour son usage quotidien, notre population habituelle et flottante n'atteignant pas par jour un maximum de 8,000 habitants,

Les besoins de chaque jour seront. . .	160,000 litres.
Doublons par précaution	160,000
Ajoutons pour 1,000 bains domestiques.	200,000
Notre total nécessaire sera . . .	520,000
De	1,641,600
Enlevons	520,000
Il reste donc à disposer. . . .	1,121,600 litres.

On comprendra qu'il est facile avec cette richesse de satisfaire aux conditions d'une bonne distribution qui sont d'être indépendante d'une sécheresse ou d'un trouble, de fonctionner en tout temps d'une manière régulière, permanente et sans intermittence.

Si la commune d'Aix terminait enfin les difficultés qu'elle éprouve avec Mouxy à l'endroit d'une part de jouissance à cette source, jouissance qui n'est point indispensable au village abondamment pourvu par d'autres fontaines, elle assurerait définitivement le service toujours compromis des eaux potables dans la cité, et pourrait s'engager à fournir à l'établissement thermal, (qui est à la recherche), une quantité d'eau froide, parfaite et suffisante pour son service de chaque jour, car son compte se balance ainsi :

	HECT.	LIT.
1° La piscine neuve cube 79^m 24 = 792 hect. 40 lit.; doublons	1,584	80
2° La piscine ancienne (femmes) cube 40^m 44 = 404 hect. 40 lit.; doublons	808	80
3° La piscine (hommes) cube 50^m 89 = 508 hect. 90 lit.; doublons	1,017	80
4° La piscine de famille (femmes) cube 32^{m}28 = 322 hect. 80 lit.; doublons	645	60
5° La piscine de famille (hommes) cube 32^m 28 = 322 hect. 80 lit.; doublons	645	60
6° 600 bains, chaque cube 4^m = 2,400 hect. par jour.	2,400	»
7° 18 cabinets-princes en activité, chaque, pendant neuf heures par jour = 162 heures. Le règlement et l'usage accordent, pendant chaque heure, par cabinet trois douches = 486 douches. Estimons que, pendant chaque douche, l'eau coule pendant 15 minutes = 7,290 minutes. Portons l'écoulement à un hectolitre par minute=.	7,290	»
8° Six cabinets moyens $\times$ par 9 heures = 54 heures, $\times$ par 3 douches = 162 douches, $\times$ 15 = 2,430 minutes=.	2,430	»
9° Cabinets de douche locale mitigée. . . .	1,000	»
Total en hectolitres de débit de l'eau mitigée.. ..	17,822	60

Telle est la somme totale du débit d'eau employée dans nos cabinets, où l'eau chaude et l'eau froide sont utilisées.

Dans les piscines et les bains, les deux courants chaud et froid entrent en mélange à proportions déterminées, mais dans les douches ces proportions variant ne peuvent être qu'approximatives, et souvent les eaux sont administrées séparément; toutefois on peut, sans crainte, assurer qu'il suffit du tiers du volume d'eau froide 8 temp. R. pour deux tiers du volume d'eau chaude à 36 temp. R. afin de répondre à toutes les exigences des prescriptions médicales.

Donc, si nous soustrayons du débit total de 1,782,260 litres le tiers relatif à l'eau froide, nous aurons la mesure exacte de la quantité de cette même eau froide indispensable à nos thermes.

Cette quantité est de	594086
Ajoutons pour besoins insolites	100000
Pour organiser un service hydrothérapique très urgent	500000
Le total nécessaire sera de	1194000

Et résumant, nous reconnaîtrons qu'il faut à l'établissement thermal un courant continu d'eau à température la plus basse possible, indépendante des pluies et des sécheresses, arrivant pure, potable, sans trouble, sans insecte, sans filtre et fournissant par 24 heures au moins 1,194,000 litres.

Ces conditions indispensables de qualité, de température, de quantité, de permanence existent dans les sources qui sourdent au village de Mouxy : elles sont non seulement les plus rapprochées, mais encore les seules qu'on rencontre dans le voisinage. J'ai vainement fouillé et visité tous les terrains en amont de la ville ; on n'y trouve que des filets d'eau insignifiants, malpropres, et l'expérience malheureuse qu'on a faite sous le gouvernement sarde de l'eau du torrent des Moulins doit proscrire son emploi.

Sans nuire aucunement au service de la ville d'Aix, on peut prendre dans la source de Mouxy au moins 800,000 litres et, pour compléter la somme d'eau nécessaire ou de 1,194,000 litres, on peut amener, dans le canal descendant, la source du Rio-Blanc, qui fournit par 24 heures 544,400 litres.

La source du Rio-Blanc est distante de 1,000 mètres de l'aqueduc de Mouxy. Cette source, très abondante et de bonne qualité, sourd en filets nombreux, intarissables, éparpillés dans le sol diluvien et ne tarde pas à constituer plusieurs branches : l'une a été conduite vers la maison du propriétaire, d'autres se perdent et quelques-unes fournissent dans le chemin des Terraux la somme de 544,400 litres par 24 heures, quantité que les moindres recherches de fouille augmenteront inévitablement.

Je ne puis douter que la réunion de la source de Rio-Blanc à celle de Mouxy, en amenant à Aix, en 24 heures, le chiffre énorme de 2,185,000 litres, qui seraient partagés entre l'établissement thermal et la ville, ne comblât tous les besoins, ne satisfît à tous les *desiderata* et n'assurât d'une manière définitive les services de la cité comme ceux des thermes.

Circonstance étrange, la cité et les thermes sont tous les deux placés dans des conditions de temps, de nécessité, d'urgence et d'intérêts sinon communs, du moins semblables : or, les mêmes besoins existant, ne conviendrait-il pas que les deux administrations s'entendissent dans un but économique et fissent en commun exécuter cette œuvre d'utilité publique?

Les frais obligés de cette opération, différents, si on emploie pour canaux la fonte, le fer ou le ciment, ne seront jamais en raison des services rendus et peuvent être appréciés si, adoptant l'un des systèmes, on compte la distance à parcourir.

Ainsi, en longeant le chemin de Mouxy, 1,608 mètres séparent la dernière maison du faubourg de la source, et le Rio-Blanc est distant de 1,000 mètres. On aura donc 2,600 mètres à canaliser à neuf dans un terrain meuble.

Je dis canaliser à *neuf*, car il ne faut pas songer à conserver l'aqueduc existant; on a, dans sa construction, suivi un système rempli d'inconvénients tels qu'ils dénaturent l'eau et parfois nous en privent.

Les Allobroges, comme les Romains, qui se servaient de la source de Mouxy, l'avaient fait descendre dans des canaux en ciment. Le moyen-âge a établi des gargouilles en pierre, cimentées à leur jonction et canalisées en maçonnerie recouverte de dalles plates.

Ce système défectueux employé à peu de profondeur dans des terrains labourables et plantés d'arbres, a bientôt produit son fruit; les gargouilles sans assises solides, se sont disjointes; de nombreuses éraillures se sont produites, et entretiennent des pertes insensibles, mais continuelles; tandis que d'un autre côté, les mouvements du sol, les racines d'arbres avides d'humidité, les propriétaires intéressés, travaillent tous à ouvrir les parois; les uns pour y soustraire l'eau, les autres pour en oblitérer les cavités avec leurs radicules chevelues.

Toutes ces altérations sérieuses qui compromettent la distribution des eaux, qui nous font boire de l'eau trouble et sans fraîcheur, et dont les réparations annuelles coûtent à la commune depuis 25 ans plus de 1000 fr. par an, pourraient être évitées par un système de conduits en tuyaux de fer ou en ciment solide qui se termineraient dans un réservoir à l'est de la ville. De ce bassin partirait un second système de répartition où l'on devrait éviter pour becs et robinets l'emploi du zinc comme du cuivre, car notre eau contient de l'acide carbonique libre.

La présence de l'acide carbonique libre dans les eaux de

Mouxy, en posant le principe d'isolement du courant à partir de la source jusqu'au réservoir principal, exclut nécessairement toute distribution supérieure à ce réservoir, établie surtout dans les conditions de la prise d'eau Chevaley qui doit être changée.

D'autres cours d'eau, ayant leur venue des plateaux supérieurs, traversent la ville. Ce sont la Reisse, le torrent des Moulins, la Choudanne et le Tilliet.

La Reisse superposée à la source de soufre, descend du pont des Gorges, passe sous les réservoirs d'eau d'alun, longe la chaussée des anciens remparts Nord, et va se verser dans la Choudanne.

Le ruisseau de la Reisse coule à ciel ouvert dans un lit qui sert parfois de décharge à l'eau d'alun, et reçoit dans son parcours des latrines nombreuses. Sur ses rives sont déposés des engrais et des fosses béantes dont la filtration augmente la putridité du courant, d'où s'exhalent des miasmes incommodes et dangereux pour toutes les habitations voisines.

Le lit de la Reisse doit donc être transformé en égout, c'est-à-dire encaissé et recouvert.

Le torrent des Moulins appartient à l'établissement thermal : il roule très violent et boueux par les temps de pluie, et cesse de couler, s'il fait beau, retenu qu'il est dans un étang profond et nullement protégé sur ses bords; on y a relevé, depuis vingt ans, plus de six noyés, qui me semblent un avertissement suffisant pour qu'on exige que les propriétaires l'entourent d'une barrière protectrice.

A partir de l'étang, le torrent des Moulins descend rapide, nettoie plusieurs latrines, et rejoint la Choudanne près des abattoirs.

La Choudanne n'est que la décharge des eaux de soufre et d'alun, jointe aux eaux ménagères. La Choudanne se divise en deux branches : l'une destinée aux égouts du quartier Sud, les lave parfaitement et va déposer ses débris dans une mare sur la lisière du chemin qui conduit à Tresserve. Cette mare d'un accès facile est d'une profondeur dangereuse pour les enfants, comme d'une proximité incommode pour les voisins et les promeneurs par les mauvaises odeurs qu'elle répand. Il faut l'éloigner ou la supprimer.

L'autre branche de la Choudanne, chargée d'immondices et de matières fécales, coule à découvert à partir de la maison Vignet, sur un lit qui n'a pas plus de 2 à 3 0⁄0 de pente.

Lente, boueuse et chaude, elle est dans les pires conditions d'insalubrité possible, conditions qui s'aggravent par sa jonction avec la Reisse et par son passage à côté des abattoirs, car les tripiers versent dans son lit sang gâté, ráclures d'entrailles, fientes, boyaux même. Tous ces débris animaux soumis à l'eau tiède se décomposent rapidement, puis lentement entraînés, s'attachent aux graviers, se putréfient et portent à plus de 400 mètres des miasmes dangereux, insalubres et incommodes, au point que les habitants de la moitié de la rue des Bains, tous ceux des rues du Rovet, des Boucheries, de Genève, des Ecoles, de la Merderasse, de la Promenade, la moitié de la ville, en un mot, sont condamnés à tenir, en été, leurs croisées fermées.

La Choudanne doit être rectifiée dans ses pentes et fermée dans un égout couvert s'étendant de la maison Vignet jusqu'à la dernière maison de la promenade. Ce serait non-seulement une imprévoyance condamnable, mais encore un déni de justice de ne pas faire précéder de cette réparation toute autre moins urgente, car les quartiers qui souffrent de cette infection perdent dans leur santé comme dans leur fortune, puisque souvent les étrangers les quittent pour cette cause, et ont droit d'être traités comme les autres l'ont été, par de bons et salubres canaux.

Le Tilliet prend sa source dans les marais de Montagny, traverse les terres du Viviers et vient serpenter dans les plaines à l'ouest de la ville, où il verse ses eaux marécageuses chaque fois qu'il pleut pendant quelques jours et les transforme en marais.

Ensuite de la disposition du terrain, cette eau épanchée n'est reprise que par l'évaporation à la surface du sol, de sorte qu'il y a depuis la hameau de Cornin jusqu'au Viviers un vaste foyer d'effluves et d'exhalaisons dangereuses qui s'étendent à de grandes distances et portent leur action nuisible sur la ville et sur les villages avoisinants.

C'est surtout vers la fin d'août que les émanations incommodes commencent et se prolongent, pendant la matinée et la veillée, de manière à empêcher les promenades, et à obliger à rentrer les personnes que la vue d'un ciel pur et d'une soirée fraîche appelle sur la terrasse du Casino.

J'avais depuis vingt ans fait des mémoires impuissants et la commune avait dirigé des efforts stériles pour obtenir de l'administration sarde le dessèchement de ce marais si préjudiciable aux intérêts du pays et à la santé publique, lorsqu'enfin S. Exc. M. le ministre des travaux publics arrivant à Aix, s'y posa comme une providence intelligente, et s'identifiant aux désirs de tous, réclamant l'assainissement de la vallée, décida (grâce lui soit rendue pour ce bienfait signalé!) qu'on mettrait cette année même la main à l'œuvre et qu'on dessècherait le marais du Tilliet.

IV.

ABATTOIRS MAL PLACÉS. — INSUFFISANTS. — INSALUBRES. — NÉCESSITÉ DE DEUX SALLES D'ABATTAGE. — INCOMMODES. — ON NE PEUT Y REMÉDIER FAUTE D'UNE SALLE D'ATTENTE. — FAUTE D'EAU FROIDE. —CONCLUSION.

Les abattoirs sont situés sur la rive de la Choudanne soit du courant d'eau chaude, mêlée à l'eau froide et intermittente des moulins. Malheureusement jamais emplacement ne fut plus mal choisi pour sa destination, et jamais construction ne fut plus défectueuse pour cet objet.

Les abattoirs sont en effet placés au centre non-seulement d'habitations, mais de rues nombreuses, toutes à destinations d'étrangers qu'ils incommodent autant qu'ils les affligent. Ils occupent un parallélogramme de 16 mètres de hauteur sur 14.50 de base, sur lequel on a construit deux édifices parallèles séparés par une cour de 4 mètres 50. L'un est au nord et contient la salle d'abattage ; l'autre, au midi, a trois boutiques d'étal inutiles et abandonnées pour cause d'insalubrité, une triperie et un séchoir au-dessus.

Le seul emplacement possible pour déposer les détritus des animaux abattus est une petite cour attiguë, de sorte que la triperie, le séchoir, les détritus sont, par leur rapprochement de la salle d'abattage, une cause permanente d'insalubrité pour cette dernière.

La salle d'abattage dallée en pierres disjointes, occupe une surface de 90 mètres ; 16 ouvertures trop élevées au-dessus du sol, donnent accès à l'air extérieur dont elles ne permettent qu'un renouvellement incomplet. La hauteur de ces fenêtres, égale à 3 mètres, a été stipulée par contrat avec le voisin, elles ne peuvent être abaissées.

Cette salle est meublée de quatre tours qui la remplissent au point qu'il serait très dangereux d'en ajouter un autre : car quatre tours exigent un personnel nombreux armé toujours et exposé à de brusques déplacements par suite des mouvements violents des animaux; la grandeur de l'enceinte ne peut donc être diminuée sans péril pour les acteurs.

En l'état, cette salle présente ce premier inconvénient d'être trop petite pour le service. Il suffit pour s'en convaincre davantage de faire le recensement des bêtes qui y sont abattues pendant un an. Le registre du receveur constate que, du 15 décembre 1860 au 15 décembre 1861, 3,910 bêtes ont été tuées et que, sur ce nombre, les deux tiers, c'est-à-dire 2,607 l'ont été pendant les mois de juin, juillet, août et septembre, et que, en juillet et août, on abat jusqu'à 30 têtes par jour.

Je le demande, 90 mètres de surface peuvent-ils suffire à de pareils abatis quotidiens et sans danger d'encombrement? Si on y a réussi jusqu'à présent tant bien que mal et sans accident, ce travail s'exécute-t-il dans des conditions propres à satisfaire la santé et même les usages publics, qui exigent tant de délicatesse dans les soins à donner à cet aliment indispensable.

La viande de boucherie, dit Dallor, est, après le pain, la nourriture la plus habituelle, celle qui est capable d'exercer la plus grande influence sur la santé publique.

Très évidemment non : les abattoirs d'Aix ne sont point dans des conditions de salubrité convenable, et, malgré la meilleure volonté, les bouchers, les charcutiers, les tripiers ne peuvent, dans cette enceinte restreinte, satisfaire aux obligations du règlement de police, ils ne peuvent pas même observer les habitudes et les règles de la propreté.

C'est donc sur la commune que pèse la responsabilité de la situation actuelle.

A cet égard, j'avoue, à mon sens, que les bouchers et charcutiers usent de longanimité en n'exigeant pas que la commune les serve en raison de l'argent qu'ils lui rapportent.

Les bouchers, charcutiers, sont pour la commune une source de revenus assez importants pour qu'au moins cette dernière procure à chacun d'eux toutes les facilités d'exercer leur industrie, sur laquelle elle prélève un droit fixe, et exige, conformément aux arrêts de la Cour de cassation du 18 octobre 1827, et 1er juin 1832, que les animaux soient abattus chez elle. La commune

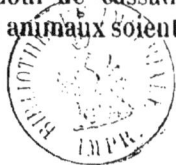

2

devrait faire à Aix ce qui se pratique partout, elle devrait avoir dans son abattoir un nombre de tours proportionnels au nombre de bêtes à tuer et au nombre de bouchers. Nous avons cinq bouchers, et nous pouvons en avoir davantage, car le débit de la viande est libre. (Décr. min. du 20 février 1846.) Ces bouchers abattent 3,910 bêtes par an, et nous n'avons que quatre tours? Nous sommes donc sur ce point en retard vis-à-vis d'eux. Mais ne le sommes-nous pas autant vis-à-vis des charcutiers? Ici la réponse est plus sérieuse encore, car elle se complique du tort que les charcutiers occasionnent aux bouchers en tuant dans l'abattoir.

Dans tous les abattoirs que j'ai visités, la salle d'abattage des porcs est distincte et séparée de celles des bêtes à cornes. Et pourquoi : parce que l'eau chaude dont on est obligé de se servir pour enlever le poil de ces animaux, s'exhale en vapeur dont le contact altère rapidement les viandes. A Aix, on saigne les porcs dans la salle commune, et les bouchers ont raison d'être mécontents.

Ce n'est pas le tout, une ville où l'on tue 4,000 bêtes par an, doit-elle n'avoir qu'une salle d'abattage : Non encore. C'est ici que la santé publique, avertie par l'expérience, a le droit d'être exigeante. Chez les anciens, les précautions dont on s'est écarté à Aix, étaient suivies avec soin. L'hygiène publique avait fait de l'abattage une opération sacrée. On couronnait de fleurs l'animal, on le couchait sur une pierre à rebord très propre, on l'égorgeait, on en séparait à l'instant les entrailles. Chez nous la loi des 16 et 24 août 1790 ordonne à l'autorité municipale de veiller sur la viande, et plus d'un règlement défend d'introduire et d'abattre dans une salle où on aurait tué un bœuf charbonneux, un mouton ayant la clavelée, un porc ladre, avant que la salle ait été lavée et purifiée avec soin. Qu'on ne songe pas qu'il y ait, dans cette défense, exagération de précautions. Il suffit de lire l'histoire du charbon, de la ladrerie, de la clavelée pour savoir ce que ces maladies contagieuses aux animaux produisent sur la viande, et quelles natures de lésions celle-ci peut engendrer chez l'homme qui s'en nourrit.

Ces précautions utiles exprimées dans les lettres ministérielles du 16 septembre 1829 et du 22 décembre 1829 sont, on le voit, inexécutables dans notre abattoir.

Mais avançons et voyons si ce sont-là les seuls obstacles qui rendent l'abattoir incompatible à sa destination. Hélas, non. Ces obstacles sont nombreux et se lèvent sérieux et irrémédiables, vis-à-vis des habitants qui l'entourent, vis à vis du public, et même vis-à-vis des bouchers et des charcutiers. Pour les comprendre, rendons-nous compte de ce que la salubrité exige dans un abattoir, chez les bouchers et dans la bête à abattre, avant qu'elle soit livrée aux consommateurs.

Il est de règle hygiénique et universelle que le sang doit être enlevé d'une bête avant que celle-ci soit livrée à la consommation. Et pourquoi? Parce que le sang qui reste dans les vaisseaux d'un animal mort, hâte la décomposition de ses chairs et les rend dangereuses après quelques jours de stagnation. Il est aussi de règle hygiénique qu'une bête avant d'être abattue doit être reposée, parce que si on la saigne après une marche longue, une fatigue, son sang coule mal, où ne coule pas, retenu qu'il est par la contraction musculaire. Il faut donc absolument accorder à l'animal un repos de quelques heures; l'hygiène publique le réclame comme l'intérêt des vendeurs. Nos abattoirs n'ont pas le moindre gîte pour renfermer les animaux. Si les bouchers les tuent à leur arrivée, on est exposé à manger de la mauvaise viande, et si on leur accorde le temps de repos nécessaire pour avoir une viande convenable, les pauvres bêtes beuglent et poussent des gémissements intolérables pour les habitants placés à quelque cent mètres de distance. Consultez à cet endroit les habitants de la rue de Genève, de la Marderasse, des Ecoles, des Bains, et vous verrez ce que vous répondront les étrangers comme les propriétaires qui y habitent. Ne croyez pas que les bouchers, que l'administration puissent prendre des précautions pour éviter ces cris lugubres et désolants; l'abattoir trop petit rend impossibles toutes précautions, l'animal eût-il été amené en voiture et prêt à être assommé, et cela se comprend, car pendant les jours de cohue et de presse, pendant ces jours d'été ou 30 bêtes sont égorgées, chaque boucher passe à son tour, et pendant ce temps d'attente on entend cette répétition de beuglements tristes et pénibles qui fatiguent et désolent ceux qui les entendent.

A ces raisons sérieuses d'incompatibilité de l'abattoir pour sa destination, je dois en ajouter une grave, celle d'insalubrité, l'abattoir manque d'eau, et ce qu'il y a de pire on ne peut lui en donner. Toutes les recherches faites jusqu'à ce jour ont répondu négativement à cette possibilité, elle est donc irrémédiable. Dès lors peut-on comprendre qu'il soit prudent qu'on tue près de 4,000 bêtes sur une surface de 90 mètres, sans qu'un courant pur lave huit à dix fois par jour, non-seulement les dalles, mais encore les pans des murailles, comme les pavés de la cour. Est-ce que l'hygiène, la sécurité publique, ne réclament pas l'emploi de semblables moyens, rendus nécessaires par la décomposition rapide du sang au contact de l'air, et par les maladies dont ce sang peut devenir la source ?

La science n'a-t-elle pas confirmé qu'une mouche peut ramasser dans une moindre fissure une gouttelette de ce sang, le déposer sur de la viande, et cette viande devenir la cause d'une maladie mortelle pour qui s'en nourrira?

La propreté dans les abattoirs est la loi souveraine : la propreté n'est pas possible sans des masses d'eau courante et à basse température; s'y soustraire après instruction, c'est accepter une responsabilité morale qui dès aujourd'hui ne vous appartient plus.

Un abattoir doit être lavé à eau courante et non par arrosage, ce système incomplet est celui suivi : on prend l'eau au torrent toujours impure et malpropre, et quand pendant l'été ou l'hiver, le torrent est retenu dans les réservoirs de l'établissement thermal, où dans l'étang, le tripier va chercher une fois par jour une brindée d'eau à la fontaine, et tout est dit.

Si l'eau pure et froide est indispensable à l'abattoir, elle est au moins aussi nécessaire au lavage des entrailles. Faute d'eau, le tripier les racle dans la Choudanne ; ces détritus additionnels aux saletés contenues dans ce cours d'eau, empoisonnent son lit et exhalent une puanteur insoutenable pour les voisins, et que les vents projettent souvent à trois cents mètres de distance.

Qu'on ne pense pas remédier aux dangers sanitaires, aux inconvénients généraux que je viens de signaler, par des mesures de salubrité, de convenance; l'histoire des abattoirs dans divers pays qui les ont tentées, nous convaincra que ces mesures sont impossibles à appliquer aux abattoirs situés au centre des populations; un décret du 11 octobre 1808 a prononcé sur ce point et a reçu son exécution à Paris, à Lyon, à Grenoble, à Dijon qui ont déplacé les leurs.

Les conclusions de cette étude sont faciles à déduire.

Les abattoirs à Aix sont incompatibles à leur destination soit

vis-à-vis du public dont ils compromettent la santé, soit vis-à-vis
d'un grand nombre de propriétaires et d'étrangers qu'ils incommodent, soit vis-à-vis des bouchers, des charcutiers, des tripiers
qu'ils sont loin de satisfaire.

Cette incompatibilité est irrémédiable dans la position où ils se
trouvent, il y a donc lieu de les changer immédiatement et de les
porter hors de la ville, d'augmenter le nombre des salles d'abattage et de les additionner d'un écurie, d'une triperie, d'un échau-
doir et même d'une suifferie.

On ne fera au surplus que se conformer à l'ordonnance royale
du 15 avril 1838 qui a déclaré que les abattoirs publics étaient
rangés par la loi dans la première classe des établissements dangereux, insalubres, incommodes, et au décret du 15 octobre
1820 qui exige que les établissements dangereux, incommodes,
soient éloignés des habitations. Et on ne perdra pas de vue que
lorsqu'il s'agit d'un établissement d'utilité publique, une foule
de décrets du conseil d'Etat ont établi que l'autorité locale a le
droit de suspension et de déplacement, parce que ces établissements sont distincts des établissements particuliers. et que pour
le déplacement un arrêté municipal suffit. Ord. du conseil d'Etat,
21 octobre 1827 et 14 août 1824.

V.

ÉCOLES PUBLIQUES. — ENSEIGNEMENT. — BATIMENT. SALUBRITÉ DES SALLES.
— CHAUFFAGE. — LATRINES. — ÉCOLE DES FILLES. — CIMETIÈRE.

C'est pendant l'enfance qu'on prépare l'homme à être ce qu'il
sera plus tard soit sous le rapport de l'intelligence, soit sous le
rapport de la santé. Convaincu de ce principe, le gouvernement
n'a rien négligé pour mettre l'éducation à la disposition de toutes
les classes de la société, et partout on le voit concourir à la
création des écoles communales.

Le bâtiment d'une école publique mérite d'autant plus d'atten-
tion, que l'on y enferme pendant plusieurs heures de la journée
les enfants, jeunes êtres délicats comme leur âge, très impres-
sionnables aux froids, très sensibles aux chaleurs fortes et facilement attaquables par un air délétère.

A Aix, l'établissement de l'école publique des garçons, convenablement orienté, est situé à l'extrémité supérieure de la rue Marderasse ; il est confié à la direction des Frères des écoles chrétiennes.

Son personnel est composé de 11 Frères et de 310 à 320 élèves, partagés en deux divisions. Dans l'une, on reçoit les enfants à qui les Frères donnent une collation à 4 heures, laquelle est rétribuée ; ceux-ci ne sortent de l'école qu'à six heures ; ils ont récréation entre les classes.

Dans l'autre, on reçoit tous les autres enfants.

L'enseignement y était jusqu'à cette année gratuit ; la loi, pleine de prévoyance en faveur des pauvres, et dans le but de développer l'instruction publique, a imposé aux parents aisés une rétribution par tête qui s'élève à la somme de 7 francs par an.

Les enfants entrent à l'école à l'âge de 6 ans, et doivent en sortir à 15. Pendant cette période, ils ont à parcourir cinq classes, dans lesquelles on leur apprend à écrire, la grammaire, l'histoire, le catéchisme, un peu d'arithmétique et de dessin.

Là s'arrête l'enseignement pour les élèves qui fréquentent notre école publique. On doit déplorer cette limite si on se place au point de vue d'une population nombreuse et d'une cité thermale où arrivent une foule de personnages qui recherchent des employés capables de remplir des fonctions autres que celles d'un valet de chambre.

Je le répète, l'enseignement public à Aix est un enseignement incomplet, et la classe de dessin fait entrevoir à nos élèves un but auquel ils ne peuvent atteindre, les connaissances qu'ils y apprennent étant insuffisantes et sans application, donnent souvent à ces jeunes têtes des désirs inutiles et une ambition stérile. Il nous manque pour les former une classe supérieure d'application qui leur ouvrirait bien des carrières, et cette classe il y aurait sévérité à la leur refuser, car ce serait ne pas vouloir préparer leur avenir, ni les seconder à ouvrir les portes qui, par le travail, mènent à la considération comme au bien-être.

Le bâtiment de l'école contient le logement des Frères, puis, dans la première division, deux salles très salubres et aérées situées au premier ; dans la deuxième division, on compte cinq salles. Ces cinq salles sont connues par les noms de :

1re élémentaire, — 2e élémentaire, — 1re d'écrivains, — 2e d'écrivains, — 5e de dessin.

En règle générale, chaque salle de classe doit être surélevée par des fondations qui la mettent à l'abri de l'humidité. La largeur doit y être sur la longueur dans les proportions de 4 à 5, et la hauteur de 4, car on a calculé qu'il fallait par heure à un enfant, pour se bien porter, 10 à 12 mètres cubes d'air. Encore faut-il que cet air se renouvelle continuellement par des courants établis non sur la tête des élèves mais à 1 mètre 60 au-dessus. On a aussi calculé que 60 élèves étaient le nombre le plus grand qu'un professeur pût enseigner.

La salle 1re élémentaire a 23 long., 5 85 larg., 4 d'élévation et compte 96 élèves. Cette salle est trop petite pour le nombre des élèves, et trop nombreuse pour un seul professeur. Les enfants les plus jeunes de l'établissement y sont retenus pendant 4 heures soir et matin sur un plancher humide et froid, et enlèvent rapidement par leur respiration l'oxigène de l'air de l'enceinte, et le remplacent par de l'acide carbonique et de l'azote, gaz impropres qui, par leurs poids et leur densité, les entourent, altèrent leur sang, diminuent leurs forces et favorisent le lymphatisme dans leur constitution.

L'air devrait être renouvelé dans cette salle au moins à 500 litres par minutes, mais ce n'est pas facile parce que les croisées, qui seules pourraient lui donner entrée, comme la porte, s'ouvrent elles-mêmes sur une cour, foyer d'émanations nuisibles et dangereuses.

Pour mettre cette classe dans des conditions de salubrité, il faut : 1° la plafonner ; 2° mettre le plancher intérieur sur un béton hydrofuge ; 3° assainir la cour, et après ces indications satisfaites, exiger qu'on partage les heures de la classe du matin et du soir, qu'on fasse sortir les enfants et qu'on les fasse respirer à pleins poumons dans la cour, pendant une dizaine de minutes.

La salle 2e élémentaire a une surface de 36m 90, et compte 56 élèves. Elle est au premier, et n'est guère dans des conditions de salubrité meilleures que la 1re élémentaire. Orientée comme cette dernière, elle demande des réparations identiques.

Les salles 1re et 2e d'écrivains sont de belles pièces, vastes, ayant une surface de 60m 50 chacune. Il y a dans l'une 51 élèves et 55 dans l'autre. Toutes deux sont orientées convenablement. La 1re a son plancher sur le sol humide et réclame aussi un béton hydrofuge.

La salle de dessin, comme les deux salles payantes, est dans les meilleures conditions : c'est le bouquet hygiénique de l'édifice, et je me suis plusieurs fois demandé s'il n'y aurait pas possibilité de prendre l'une d'elles pour y faire monter une portion de la classe première élémentaire.

Il n'existe aucune cheminée dans aucune des salles. C'est un très fâcheux oubli de l'architecte, qu'il faudra réparer, car en été comme en hiver la cheminée est un moyen sûr et puissant de ventilation et de renouvellement de l'air. Pour chauffer les classes on emploie des poêles en fonte, détestable moyen qui dessèche l'air, l'épuise, l'hiver surtout où l'on tient les croisées closes; l'air y devient confiné et fatigue la poitrine des élèves, qu'il expose à la toux comme aux maux de tête.

Ce système incommode et pernicieux de chauffage, calculé en détails additionnés, coûte autant que le chauffage par un calorifère unique qui devrait le remplacer. Cette installation prouverait à la population toute la sollicitude que l'administration prend pour ces jeunes enfants si dignes d'intérêt et vis-à-vis desquels on ne saurait trop faire pour leur assurer santé robuste et instruction.

Je ne puis passer sous silence les cabinets d'aisance. Ils sont placés au nord de l'établissement et sous les croisées des classes; les lunettes des cabinets communiquent avec la fosse dans laquelle s'abouche un canal de sortie qui se perd, et un canal d'entrée ouvert à la surface du sol. Il en résulte que la fosse exhale par cinq ou six soupiraux de continuelles émanations pernicieuses, qui, jointes à l'humidité de la cour, montent le long des façades nord de l'établissement, et pénètrent dans les classes par les portes et fenêtres qu'on ne doit pas ouvrir.

Il faut donc corriger dans les latrines de l'école ce qu'elles ont de défectueux, et comme il importe que cette réparation remplisse son but, je vais en tracer les règles.

Le système de construction doit réunir : solidité, simplicité, économie d'appareils, absence de miasmes et même d'odeurs désagréables.

La fosse doit être exempte de fissures, imperméable, voûtée; on doit établir à son intérieur des cheminées de ventilation qui emporteront les gaz de l'enceinte. (On se sert à cet effet très utilement de chenaux qui descendent les stillicites du toit.) Les canaux ou tuyaux de décharge doivent communiquer en ligne droite avec le fond de la fosse. Les tuyaux de raccordement des sièges aux tuyaux de décharge seront aussi en ligne droite, afin qu'ils puissent être facilement lavés.

A la vérité ce lavage n'est pas facile, car l'établissement manque d'eau. Et pourtant l'usage de l'eau fait non-seulement la base de la santé, mais elle est encore indispensable aux soins de propreté ?

Réellement, il est impossible que cette communauté de 3 à 4 cents personnes puisse se passer d'une bonne fontaine. Les enfants, quand vient la chaleur de l'été, souffrent de son absence, et les Frères, malgré la meilleure volonté, ne peuvent donner à leurs élèves le goût de la propreté ni le faire pénétrer dans leurs mœurs, car ils ne peuvent envoyer un enfant se laver les mains ou la figure malpropres.

La ville de Spa, qui est une ville minérale comme nous, a institué un prix annuel de propreté : je crois que nous ferions bien de l'imiter.

Ecole des filles. — L'école des jeunes filles est tenue par les Sœurs de Saint-Joseph, religieuses qui se sont mises au service de la population depuis 1811, et qui ne lui ont pas fait défaut. Elles instruisent gratuitement les pauvres, leur apprennent à travailler et reçoivent rétribution de ceux qui peuvent la donner.

Leur bâtiment est dans une condition d'exposition très défavorable ; l'insalubrité qui y règne est aussi nuisible aux maîtresses qu'aux élèves. Totalement fermé au midi par un mur plein, les portes et croisées ouvrent au nord sur une cour froide. L'air, ne pouvant se renouveler, reste ainsi confiné dans les classes, encombrées par de nombreuses enfants délicates et douées d'une impressionnabilié telle que si les soins hygiéniques sont utiles aux garçons, ils sont indispensables aux filles.

Pour rendre cet établissement habitable et salubre, il faut le ventiler. Il ne suffirait pas d'établir des cheminées d'appel, il faut ouvrir des croisées au sud, et, si le propriétaire voisin s'y refuse absolument, il conviendrait de déplacer l'édifice, trop petit, du reste.

Il faut donner de l'eau à cette école et seconder ses réparations indispensables.

Cimetière. — Tout a été dit sur le cimetière : position en contre-bas de la rue et du coteau des Côtes et réservoir des eaux qui en descendent, atmosphère malsaine, émanations pernicieuses au milieu des habitations ; surface trop petite, encombrement des morts, exhumations inattendues de cadavres non fusés quand on creuse des fosses, douleurs et plaintes générales,

Tout a été fait pour son déplacement : acquisition du sol sur rapport de commission compétente, entourage de murs, approbation supérieure, et, pour autant, nous restons depuis trois ans tristement spectateurs d'une continuité de faits qui fatiguent nos sentiments comme nos cœurs.

La pioche du fossoyeur, obligée de fouiller le même trou chaque sept ans, passe et touche aux restes de nos pères. Quand donc finira ce que notre vénération respectueuse regarde comme une profanation ? et quand enfin inhumera-t-on dans un autre cimetière, réclamé par la salubrité comme par la moralité publique ?

Je ne m'occuperai actuellement ni des thermes, ni de l'hospice, ni de Marlioz, ni du casino. Ces établissements, indépendants de la commune, auront plus tard chacun leur tour.

VI.

RUES. — EGOUTS. — LOGEMENTS INSALUBRES. — VOIRIES.
— LABORATOIRE DE VÉRIFICATION.

Pour obtenir la salubrité dans les rues, la propreté est indispensable. Chaque habitant doit lui apporter son concours, le peuple en l'observant rigoureusement, les magistrats en exigeant qu'elle soit observée, car souvent les meilleurs règlements sont effacés par la négligence, par des habitudes avec lesquelles il en coûte de rompre.

Quoi qu'il en soit, pour arriver à l'état de propreté et y être maintenue, une rue doit :

1° Etre asséchée.

2° Avoir des balayeurs pour enlever les immondices.

3° Avoir un égout pour recevoir les pluies des toits et les eaux ménagères des maisons.

4° De l'eau courante pour la nettoyer.

5° Etre autant que possible en ligne droite.

Plusieurs de nos rues offrent ces qualités précieuses obtenues par les efforts des habitants, qui se sont imposé de grands sacrifices pour améliorer leur ville et la rendre agréable. La rectification de la rue des Bains, la création du Casino et de sa rue, le développement de celle de Chambéry, l'enlèvement de plusieurs maisons importantes, la substitution du macadam aux pavés pointus; les trottoirs sur une grande échelle; de vastes égouts dans les rues méridionales, en sont la preuve. Malgré cela , il reste encore beaucoup à faire, et les quartiers abandonnés réclament avec droit leur tour.

Assécher. — Les rues ou places à assécher sont celles qui sont en général en contre-bas, où l'eau stationne, détrempe le sol souvent imbibé de sucs organiques, et y forme une boue d'où s'exhalent des évaporations nuisibles. Le sol, dans ces rues ou places, doit être exhaussé et nivelé afin de détruire les cloaques et effacer le putrilage qui s'y accumule, fermente et dégage des émanations dangereuses. Sont dans cette catégorie : la rue du Cimetière, la place des Granges, l'impasse des Prunes, la rue des Boucheries, la rue du Dauphin, la ruelle du Rovet.

Balayeurs. -- On ne saurait avoir trop de balayeurs pendant la saison thermale; nos rues sont alors parcourues à toute heure de la journée par de nombreux ânes et chevaux, qui , joints au va-et-vient d'une population triplée, salissent davantage et exigent plus de travail et de soins.

Egouts. — Les égouts sont pour les rues la sauvegarde de la propreté. Leur construction demande des soins qu'on a négligés dans quelques-uns de ceux existants.

Un égout ne doit jamais perdre son eau de façon à ce qu'elle pénètre dans les cuisines ou les caves voisines. Il doit être partout imperméable, surtout sur son radier, et avoir une pente de 0,3 par mètre.

Les égouts qui s'y rendent n'y doivent pénétrer qu'à air coupé, et on se sert des chenaux des toits pour soutirer les gaz qui s'y engendrent et qui attaquent le calcaire. Aussi recommande-t-on d'employer pour leur construction les roches siliceuses ou la brique liée avec de la chaux hydraulique.

Les rues qui ont besoin d'un égout sont les rues des Ecoles, de la Marderasse, du Cimetière, de la Boucherie, de Pugny, de Puits-d'Enfer, Dauphin, des Soupirs, du Boulevard de la Promenade, impasse des Prunes.

Le boulevard de la Promenade est la rue la plus large de la ville, c'est aussi l'endroit, proportionnellement, le plus peuplé et l'emplacement des foires. Il faudrait à cette rue un trottoir avec cunette à la rive, sur chacune des façades........ Ce quartier n'a pas de l'eau suffisamment pour sa population. Il est urgent de lui en fournir.

Eaux de nettoyage. — Tandis que les égouts des quartiers de Mouxy et de Pugny peuvent être lavés par les résidus des fontaines d'eau potable, à partir de l'établissement thermal, tous les égouts principaux ou secondaires doivent être rendus propres par un courant d'eau thermale dont la chaleur, quoique humide, sèche la voie sous laquelle elle passe, en hiver comme en été.

Ce nettoyage des égouts par l'eau chaude, facile à Aix, ne doit point être négligé, car le résultat du sèchement assure aux habitants des rues sans poussière et sans boue et par lesquelles les porteurs de l'établissement feront facilement et sans accident leur service.

Direction des rues. — L'air joue mal dans une rue étranglée, et le plus ordinairement les angles rentrants de l'étranglement sont le foyer d'immondices et d'ordures déposées par les passants. Dans ces endroits, le sol imbibé se putréfie et exhale de mauvaises odeurs. Il n'y a rien de malpropre comme ces recoins où le public s'arrête, et rien de malsain comme les saletés qu'il y laisse. Parfois ces étranglements sont à l'entrée de deux rues. s'y dressent à angle droit, permettent difficilement le passage d'une voiture, et deviennent ainsi incommodes et dangereux pour les deux rues. Sont dans ces déplorables conditions la rue des Ecoles, la rue des Boucheries, la rue des Soupirs, la rue de la Marderasse, la rue des Côtes.

Logements insalubres. — La profession commune aux habitants d'Aix est celle de logeur. Les maisons étant ainsi à disposition d'étrangers sont confortablement établies, parfaitement tenues, proprement meublées et largement ouvertes. Une commission des logements insalubres y trouverait donc peu à redire. A part quelques rez-de-chaussée dans l'impasse des Prunes, dans le passage de l'Hospice, dans la rue du Puits-d'Enfer, chacun y respire à l'aise un air pur et abondant. Mais, dans ces rez-de-chaussée humides, existent air confiné, encombrement, et il n'est pas rare de trouver dans un espace de 4 à 5 mètres carrés, éclairé par une seule fenêtre, 4 ou 5 membres d'une famille couchant entre leurs ânes et les réserves de leur humble ménage, puis cuisinant à des cheminées qui leur renvoient la fumée, et que la Providence seule sauvegarde contre l'incendie.

Voirie. — Ces logis fréquemment visités par les ophthalmies, les rhumatismes, les fièvres typhoïdes, par le rachitisme même, sont compromis davantage encore par les dépôts de fumier placés à la porte ou sous la fenêtre, et souvent cachés sous la rampe d'escalier.

Je ne puis, à cet égard, m'empêcher de signaler la pestilentielle malpropreté qui règne autour de plusieurs demeures de l'impasse des Prunes et de quelques maisons du faubourg de Mouxy ; là, les fumiers sont accumulés dans une cour extérieure, et j'ai été forcé plus d'une fois de reculer de dégoût en les voyant recouverts de défécation humaine versée à leur surface du soir au matin ; encore les habitants sont-ils heureux de ce moyen, car les maisons manquent de latrines.

Ces foyers d'exhalaisons putrides ne sont pas les seuls à supprimer ; plusieurs autres, quoique moins remarqués, n'en sont pas moins incommodes : je veux parler des latrines ouvertes à l'air libre et au public et disséminées dans plusieurs endroits.

La spéculation qui les a créées les conserve. C'est ainsi qu'on en trouve le long de la rive de la Choudane et de la Reisse. Ce sont des fosses sans couvercle que l'on aurait pu faire verser dans le torrent, mais que l'on remplit par prévoyance économique. Les alentours de l'abattoir ont les leurs, comme les rues de Pugny et le passage de l'hospice. — Le travail de fermentation qui s'établit dans ces guérites malpropres, remplies de matières végétales et de défécation, produit des miasmes organiques que M. Robin désigne et considère comme la cause des fièvres putrides et de la dyssenterie.

Laboratoire de vérification. — Très sûrement, lorsque la probité est dans les habitudes des habitants d'un pays, et que le commerce s'y exerce avec la moralité qui distingue le nôtre, la fraude, la falsification n'existent pas, et un laboratoire de vérification devient presque inutile. Pourtant, si l'on considère qu'une cité thermale doit offrir toutes les garanties possibles de salubrité, et qu'Aix reçoit beaucoup de marchandises qui se débitent pendant l'été, tels que vins étrangers, bière, eaux minérales, farines, huiles, vinaigre, bougies, etc., on comprendra que ce laboratoire doit rendre de véritables services au public et particulièrement aux boulangers, aux maîtres d'hôtels, aux épiciers, qui pourront ainsi s'assurer que les marchandises arrivées sont de bonne qualité, et n'ont subi aucune de ces falsifications si fréquentes dans les boissons et si faciles dans les farines de blé, que l'on coupe avec des fécules de pois ou de pomme de terre.

Ce laboratoire serait aussi mis à la disposition des gens de nos marchés, où se vendent chaque jour de nombreuses mesures de lait, des masses de poissons, des fruits plus ou moins mûrs et des champignons recueillis dans les bois.

La création d'un bureau de vérification établirait ainsi une surveillance qui aurait pour but de prévenir la fraude plutôt que de la réprimer. Cette institution, toute nouvelle qu'elle soit pour Aix, existe depuis longtemps dans les bourgades de la Belgique, en Angleterre et dans nos villes principales de France. Partout elle a produit les plus heureux résultats. Ce sont les membres de son bureau qui ont découvert à Londres qu'une grave épidémie de dyssenterie était entretenue dans un quartier par la combustion de bougies dans lesquelles on avait introduit de l'arsenic pour durcir la stéarine.

Avec son aide, le consommateur peut s'assurer qu'il boit et mange des substances choisies, pures et sans avaries ; il peut ainsi proportionner sa nourriture aux besoins de son économie.

Cette proportion, ordinairement indiquée par le médecin, est plus importante qu'on ne pense, surtout dans une ville de malades, puisqu'en règle hygiénique l'alimentation mixte est la meilleure. L'alimentation se compose en poids de viande $1/3$, de pain blanc $3/3$, lesquels donnent en substance azotée et en carbone les proportions voulues pour une bonne digestion. Or, si le pain contient de la fécule de pomme de terre ou de haricots, M. Payen prouve qu'il faut augmenter le poids du pain, qu'il y a alors excès de carbone, et par suite digestion laborieuse, laquelle deviendra mauvaise si on joint à cette nourriture des boissons altérées ou falsifiées.

Le mandat de vérificateur ne peut être confié qu'à un chimiste instruit et intègre. Nous avons à Aix un homme doué de cette double qualité, et par conséquent bien capable de le remplir ; on le trouvera dans le secrétaire du comité d'hygiène et de salubrité.

RÉSUMÉ ET CONCLUSION GÉNÉRALE.

Il faut à Aix :

1° Amener toute l'eau de la source de Mouxy, et établir des fontaines dans tous les quartiers.

2° Renfermer dans un canal couvert la Choudanne et la Reisse.

3° Déplacer l'abattoir et le cimetière.

4° Assainir les écoles publiques.

5° Etablir des égouts, sécher les rues.

6° Rectifier les rues incommodes et dangereuses.

7° Enlever les fumiers, fermer les latrines, supprimer les mares.

8° Créer un bureau de vérification.

Si, dans ces réparations réclamées par la salubrité, les numéros 1, 2, 3, 4, 5, 6 exigent des frais pécuniaires, il suffit de la volonté et d'un ordre de l'autorité pour satisfaire aux numéros 7 et 8.

D'autre part, ces réparations obligatoires pour la commune, parce qu'elles intéressent au plus haut point la santé et la fortune publique, doivent précéder toute dépense d'agrément et de luxe.

A mon avis, on fait de la prodigalité, on détourne de son but vrai les économies communales, si on les applique à des embellissements secondaires, quand on est pressé par des besoins de premier ordre, touchant par leur nature à notre existence même.

Il est donc d'une sage administration de ne pas se laisser entraîner par l'équivoque dans ces circonstances, et il m'est impossible de croire qu'un homme sensé ne convienne pas qu'il vaut mieux faire ce qu'il faut autour de sa maison, pour boire de l'eau pure, respirer un air pur, manger de la bonne viande, reposer sans bruit, marcher sur un terrain sec, avant d'épuiser les finances communes pour créer des promenades onéreuses à entretenir, pour enlever des bâtiments qui gênent peu, pour acheter des emplacements et les transformer en place publique.

Ces derniers projets, auxquels je reconnais le mérite de l'agrément et de l'utilité, ne sont pourtant pas indispensables.

Ils compléteraient sûrement avec les eaux thermales nos ressources de thérapeutique; mais, à eux seuls, ils dévoreraient les réserves de la caisse communale et rendraient impossible tout autre réparation, quoique réclamée par l'urgence; on ne peut donc à ce titre les considérer que comme secondaires et les ajourner.

Le plan de ville qu'on vient d'adopter conseille lui-même cet ajournement : il indique non-seulement les rues à ouvrir, mais encore il exige que la caisse du trésorier soit garnie de façon qu'on puisse y prendre pour payer les terrains abandonnés par les propriétaires contraints à l'alignement, et qui veulent bâtir.

Pour assainir ainsi la ville et en faire une cité salubre, la commune, administrée économiquement et secondée par les subsides du gouvernement de l'Empereur toujours généreux, a les ressources suffisantes et peut attaquer successivement toutes les réparations indiquées. Son budget, balancé sur une moyenne de plusieurs années, se termine par un résidu actif de 23 à 25,000 fr. annuels, qui permet d'assurer le succès de ces réparations urgentes, sans augmentation d'un centime additionnel pour personne : il y a bientôt trente ans que je connais assez clairement les recettes et les dépenses de la commune pour être assuré de ce que j'avance.

Quant aux articles 7 et 8, les règlements et la loi ont investi l'autorité d'un pouvoir suffisant pour agir et réprimer les inconvénients graves qu'ils signalent.

Enfin l'autorité complètera son œuvre en instituant un laboratoire de vérification où chacun pourra faire vérifier les denrées, boissons et comestibles dont il suspecterait les qualités.

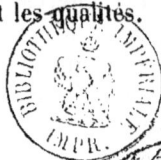

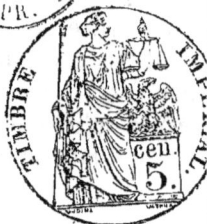

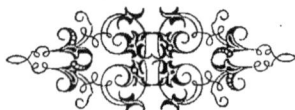

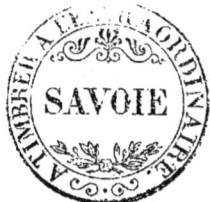